기억력 훈련

손녀 찾기 1

손녀의 인상착의 설명을 잘 기억하고, 다음 장으로 넘어가세요.

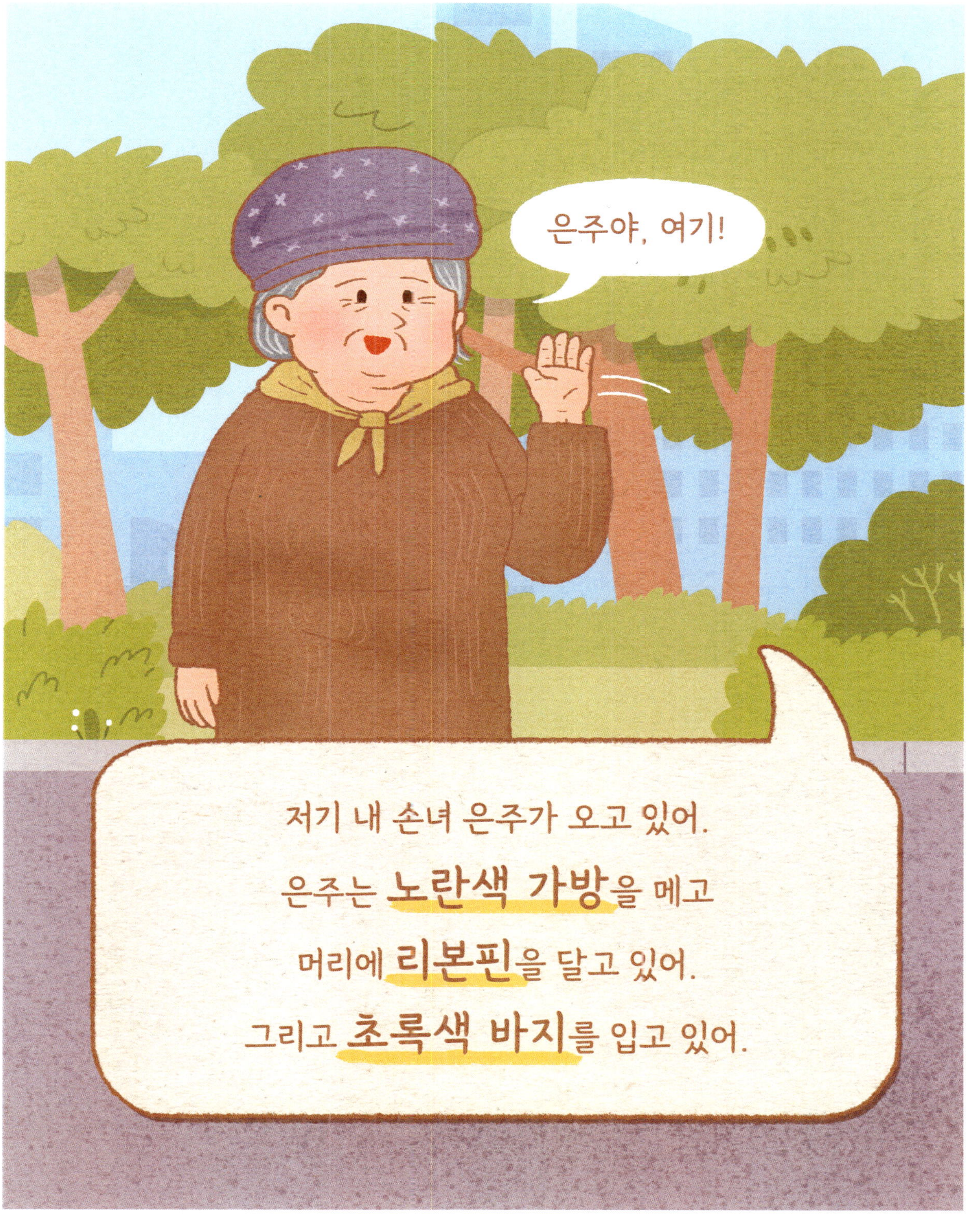

"은주야, 여기!"

저기 내 손녀 은주가 오고 있어.
은주는 **노란색 가방**을 메고
머리에 **리본핀**을 달고 있어.
그리고 **초록색 바지**를 입고 있어.

기억력 훈련

손녀 찾기 2

앞 장을 잘 기억해 보고, 할머니의 손녀를 찾아 동그라미 해보세요.

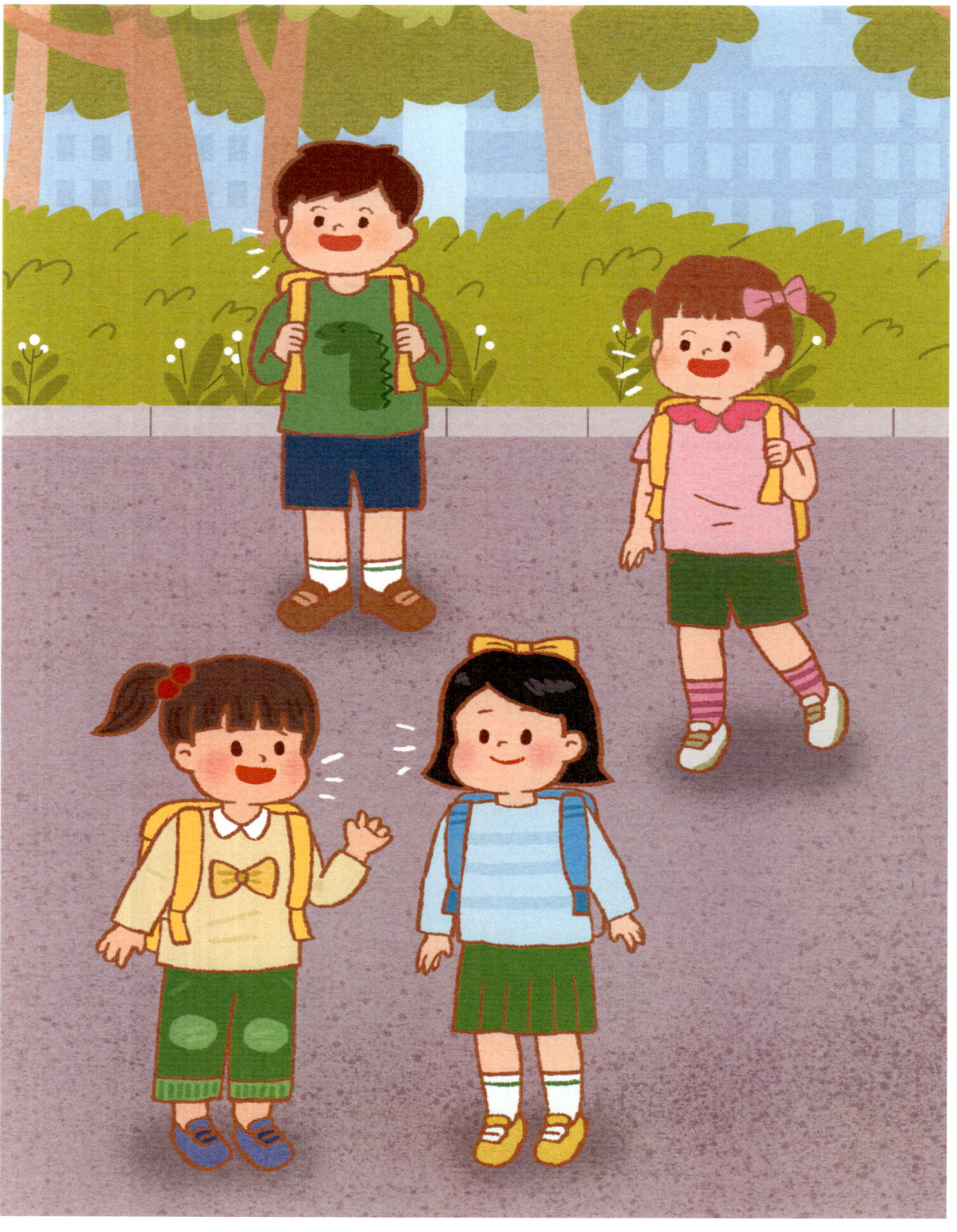

단어 선잇기

단어를 완성하고, 단어와 일치하는 그림을 찾아 선으로 연결해 보세요.

짚 •　　•돌•　　•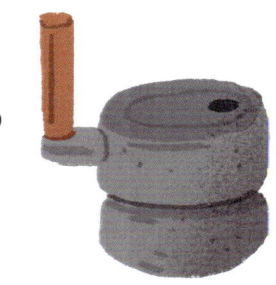

부 •　　•채•　　•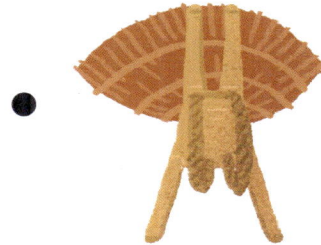

맷 •　　•루•　　•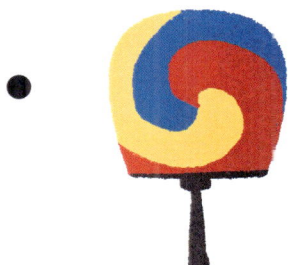

지 •　　•신•　　•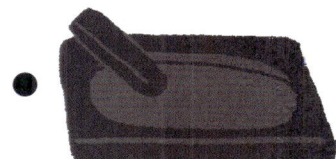

벼 •　　•게•　　•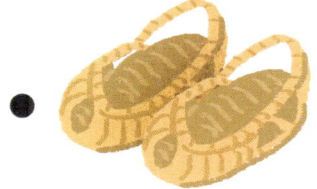

암호 풀기

암호 해독 표를 참고하여 아래 문장을 해독해 보세요.

〈 암호 해독 표 〉

#	&	@	※	☆	★	○	●	◎
내	서	만	에	우	별	마	울	에
◇	◆	□	■	△	▼	→	↕	♣
민	후	을	일	시	두	네	병	가
♣	◉	◈	▣	◐	◑	♩	♪	♬
관	언	회	밤	오	앞	세	원	낮

◐ ◆ ♩ △ ◎

내일 __오__ __후__ __세__ __시__ __에__

○ □ ◈ ♣

__마__ __을__ __회__ __관__ 에서 만나.

우리나라의 행정 구역

우리나라 지도를 보고 8도의 이름을 적어보세요.

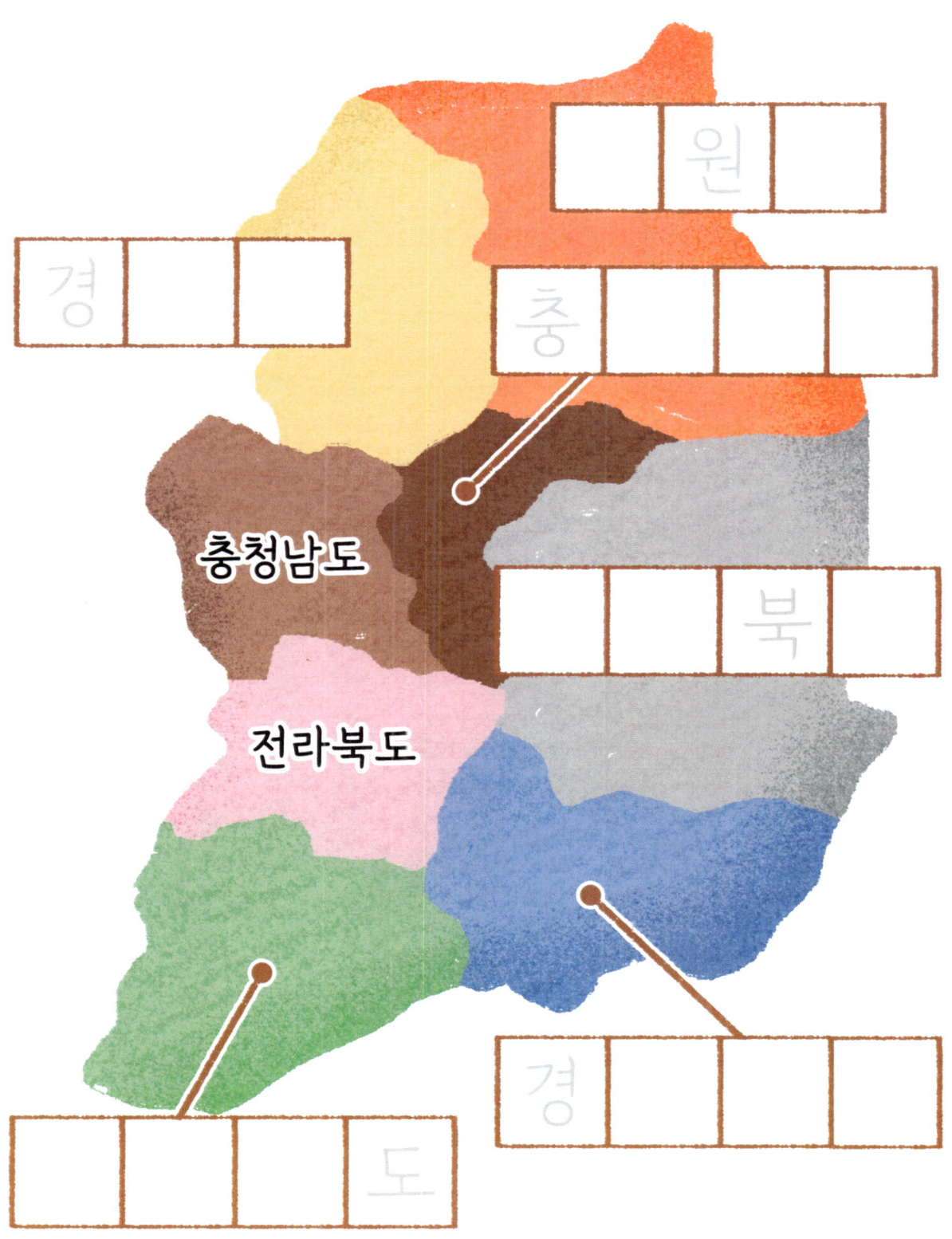

시지각력 훈련

컴퓨터 배우기

아래 그림에서 〈보기〉의 숫자를 찾아보세요.

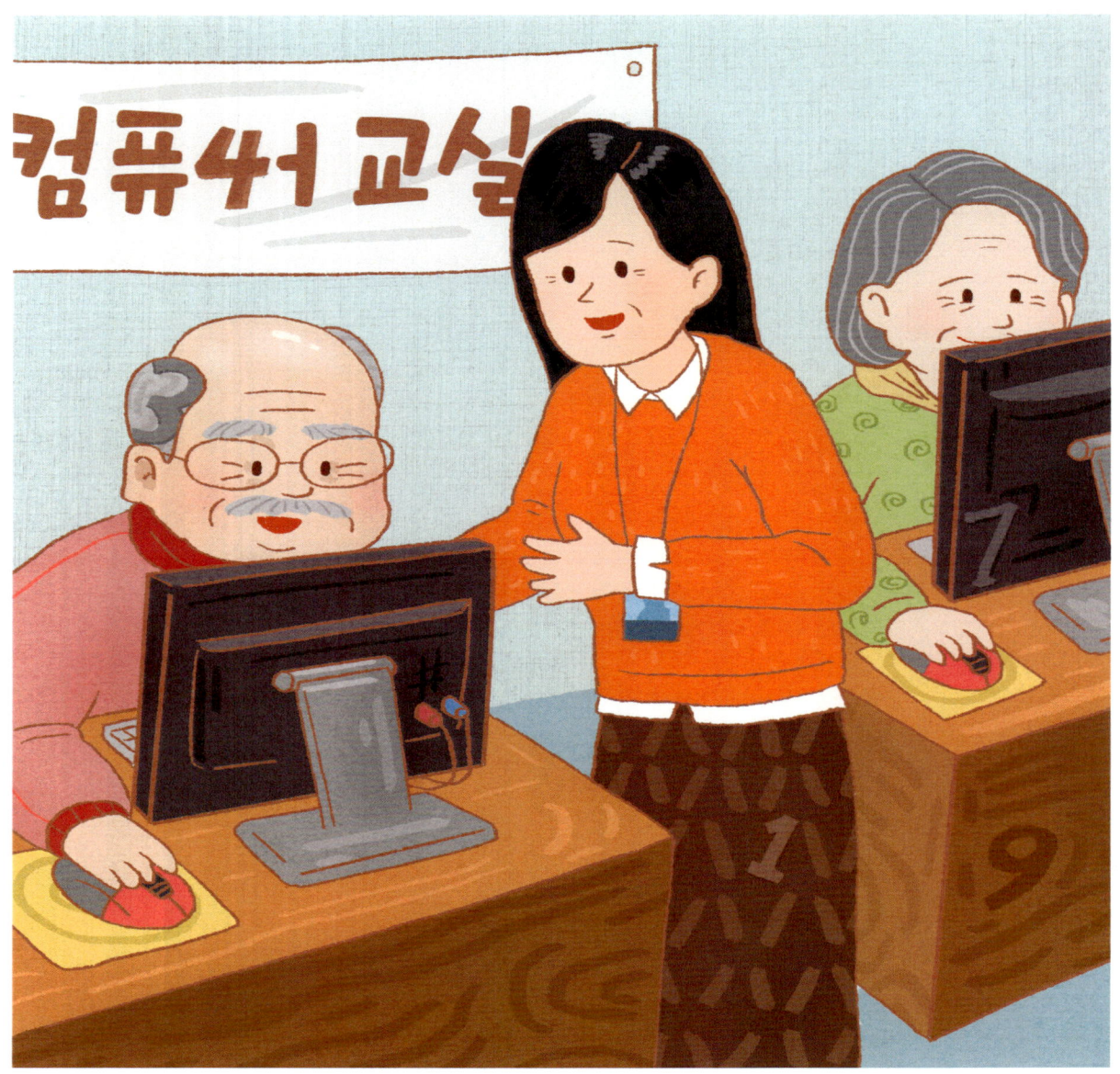

〈보기〉

1, 3, 4, 7, 9

음식 주문하기

아래 메뉴판을 잘 보고 질문에 답해보세요.

짜장면	6,000원
쟁반짜장	13,000원
볶음밥	7,500원
잡채밥	8,500원
마파두부밥	9,000원
탕수육	23,000원
공깃밥	1,000원

주문한 메뉴의 합계 금액이 22,000원이 되도록 종류에 상관없이 주문해 보세요.

순서대로 선 따라가기

〈보기〉의 순서에 따라 선을 연결해 보세요.

〈보기〉
1 - 바 - 마 - J - F - 9 - D - 다 - Z

기억력 훈련 　　　　　　　　　　　년　월　일　요일

해보고 싶은 일 1

각자 해보고 싶은 일을 말하고 있어요. 잘 기억하고, 다음 장으로 넘어가세요.

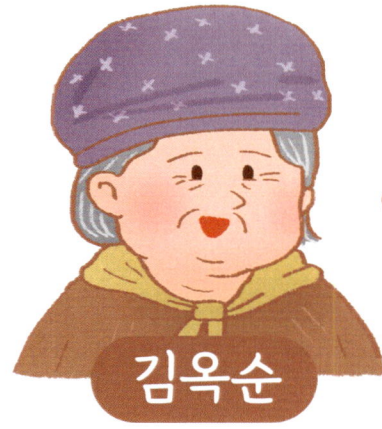

김옥순: 저는 자전거 타는 법을 익혀볼 거예요.

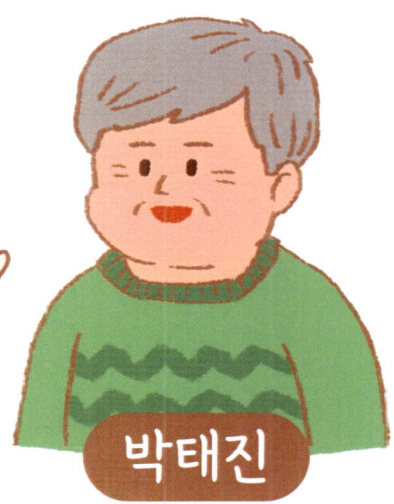

박태진: 저는 컴퓨터 기초 강좌를 들어볼 계획입니다.

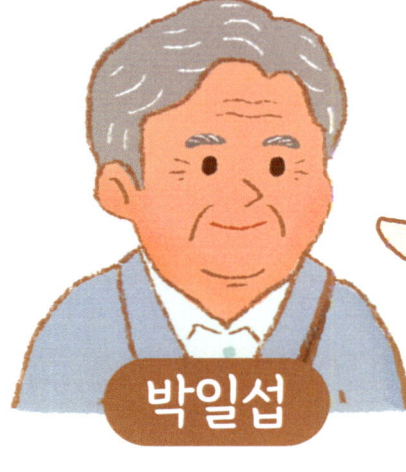

박일섭: 난 영어를 새로 배워보고 싶어.

해보고 싶은 일 2

앞 장의 내용과 맞게 선을 이어보고 아래 질문에 답해보세요.

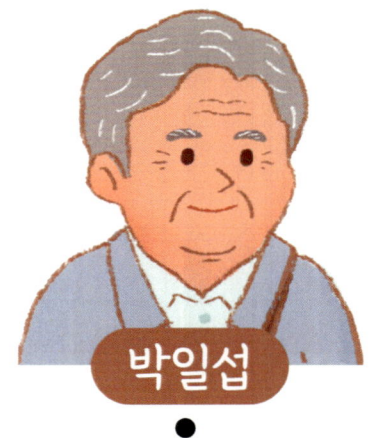 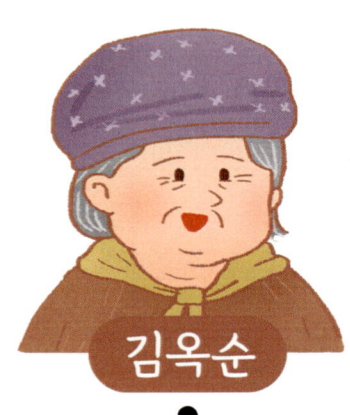 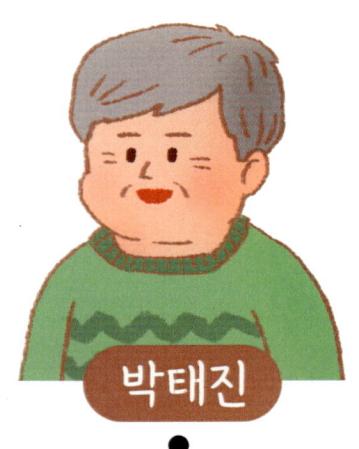

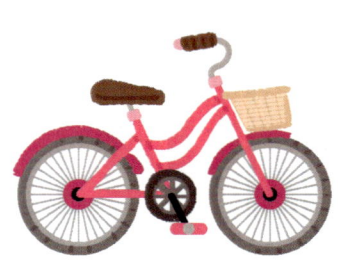 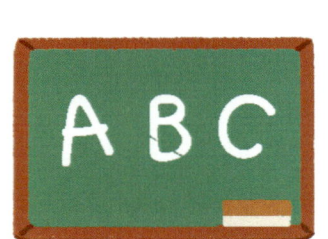 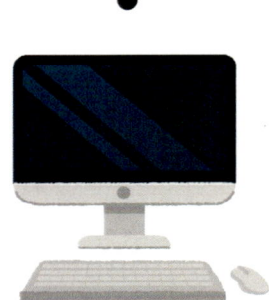

내가 새로 배우고 싶은 것은 무엇인지 적어보세요.

단어 만들기

<보기>에 있는 글자를 조합하여 2음절 단어를 5개 만들어 보세요.

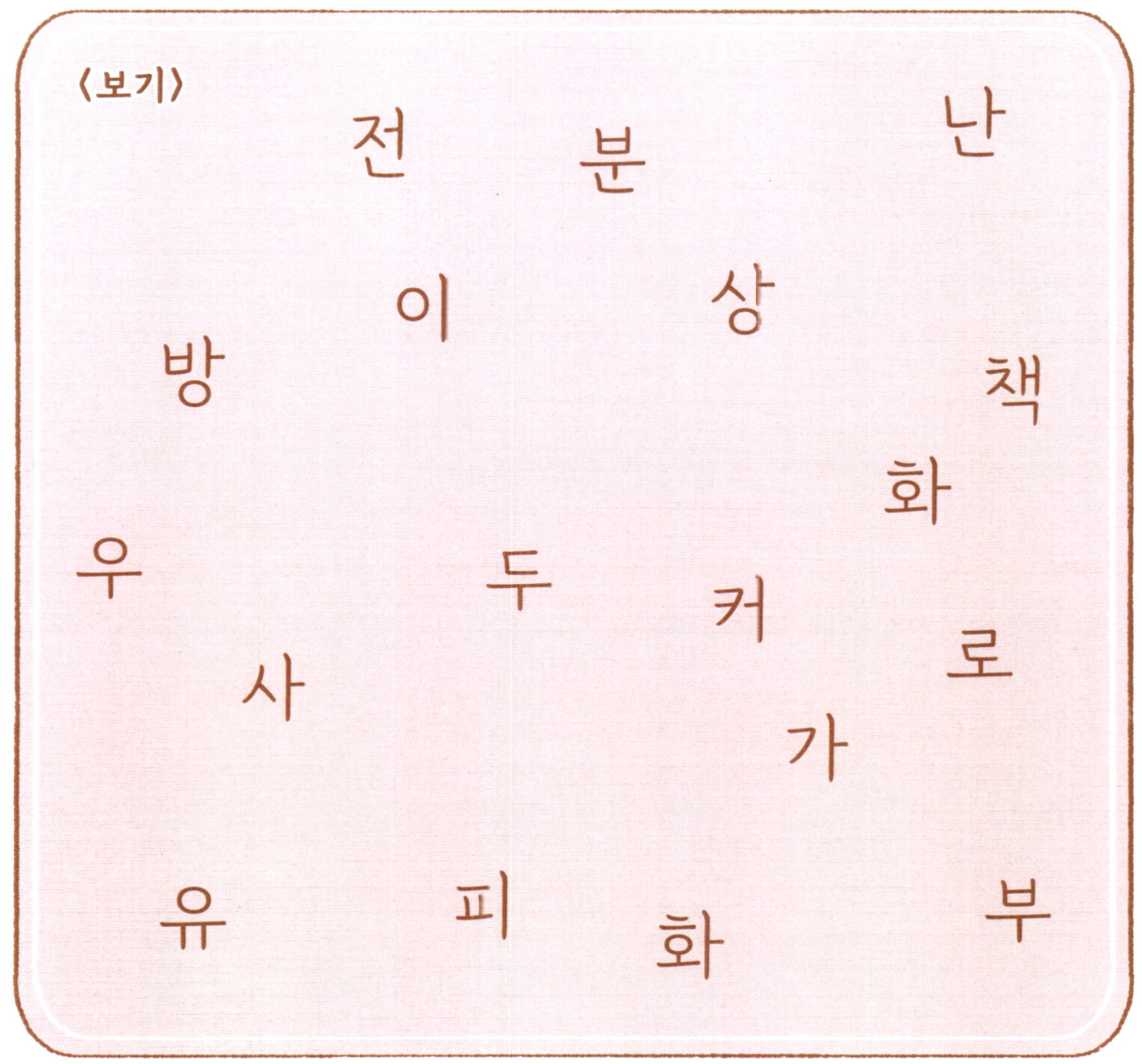

<예시>
| 이 | 사 |

사고력 훈련

동물 분류하기

<보기>의 동물 이름을 모두 말해보고 아래 질문에 답해보세요.

<보기>

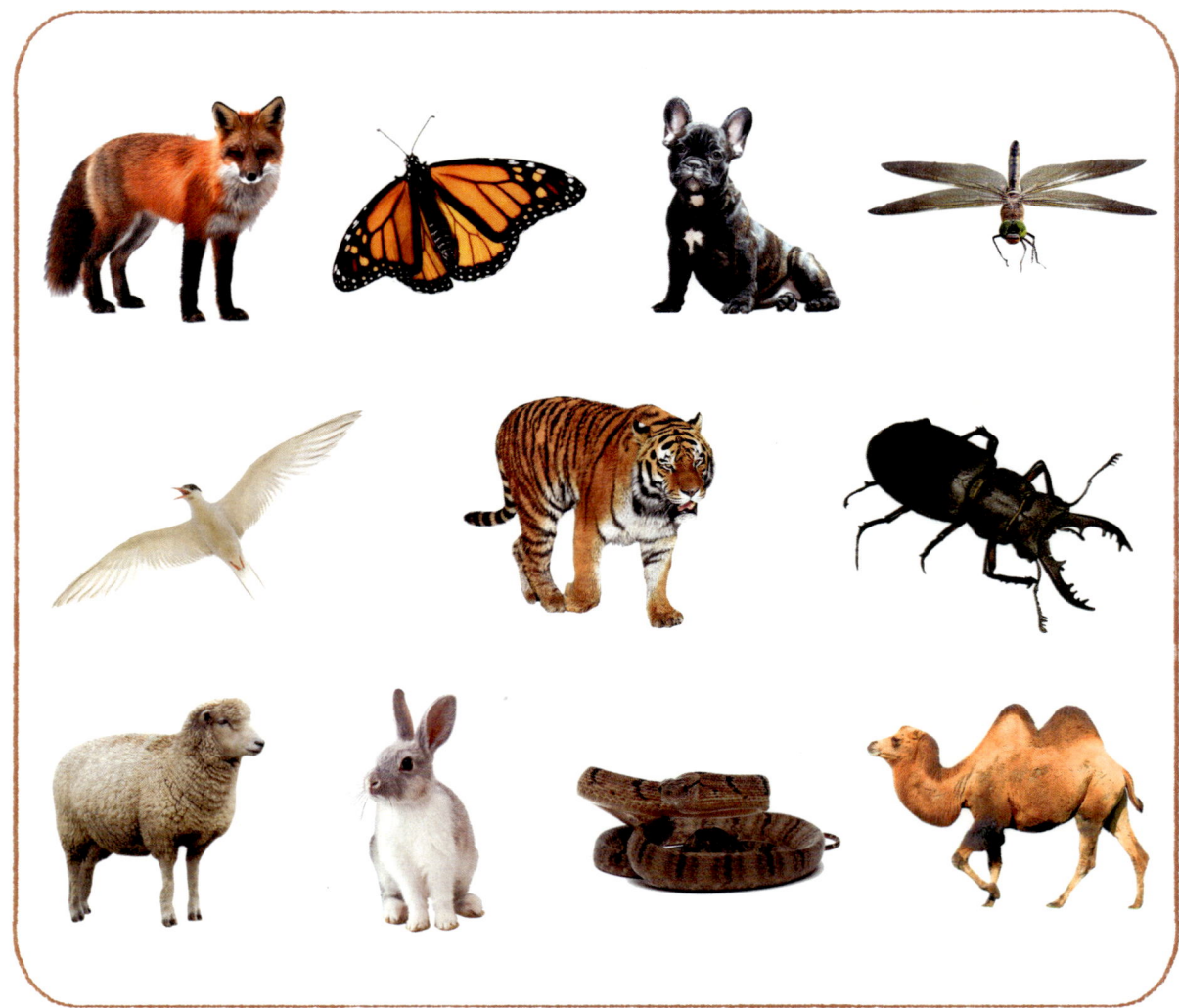

<보기>에서 새끼를 낳아 기르는 포유류를 모두 찾아 적어보세요.

<보기>에서 다리가 없는 동물을 찾아 적어보세요.

현실감각 훈련   년   월   일   요일

하루 일정표

오늘 하루의 일정을 일정표에 표시하고 색칠해 보세요.

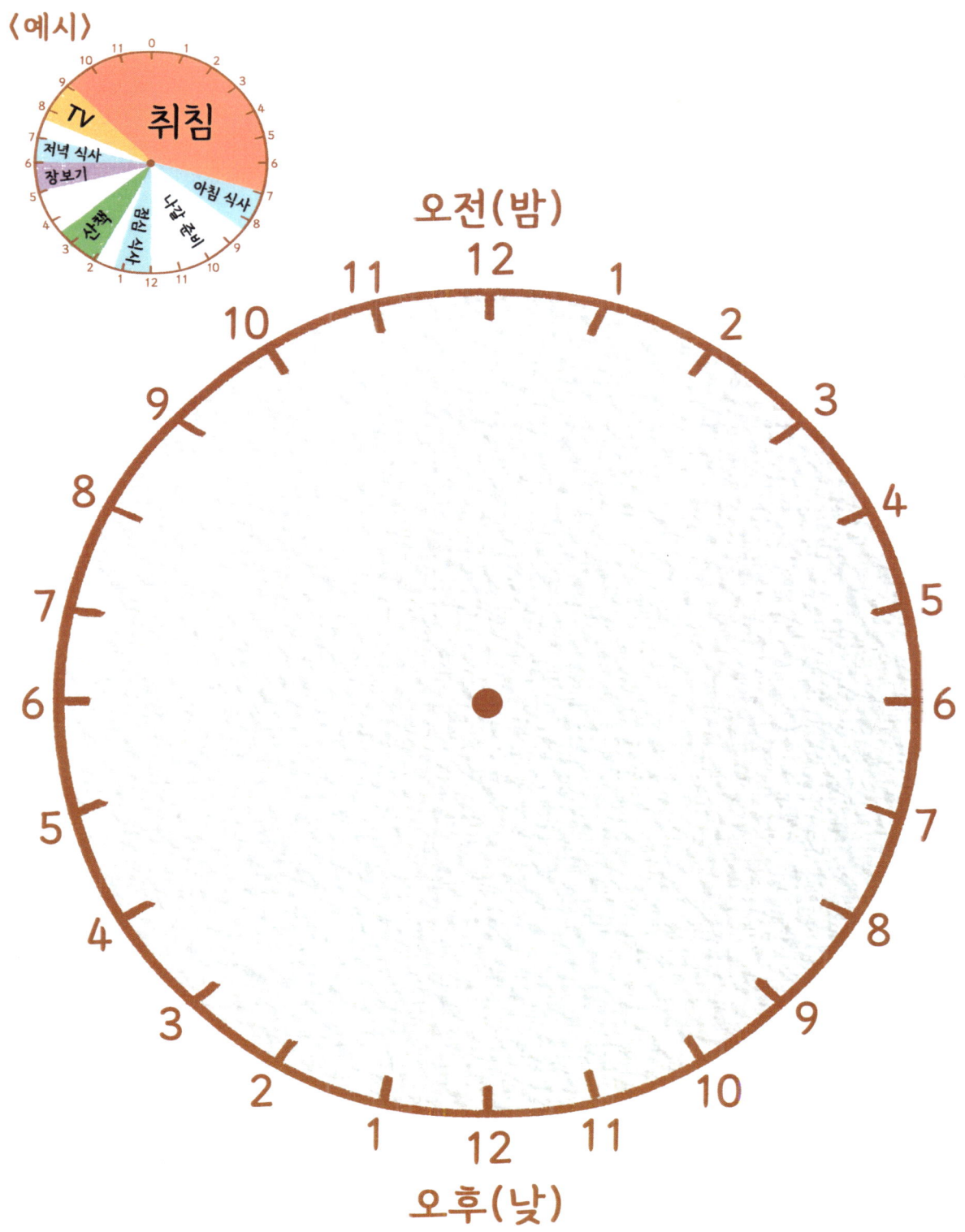

똑같이 그리기

위쪽의 그림을 보고 아래쪽에 똑같이 따라 그린 후, 색칠해 보세요.

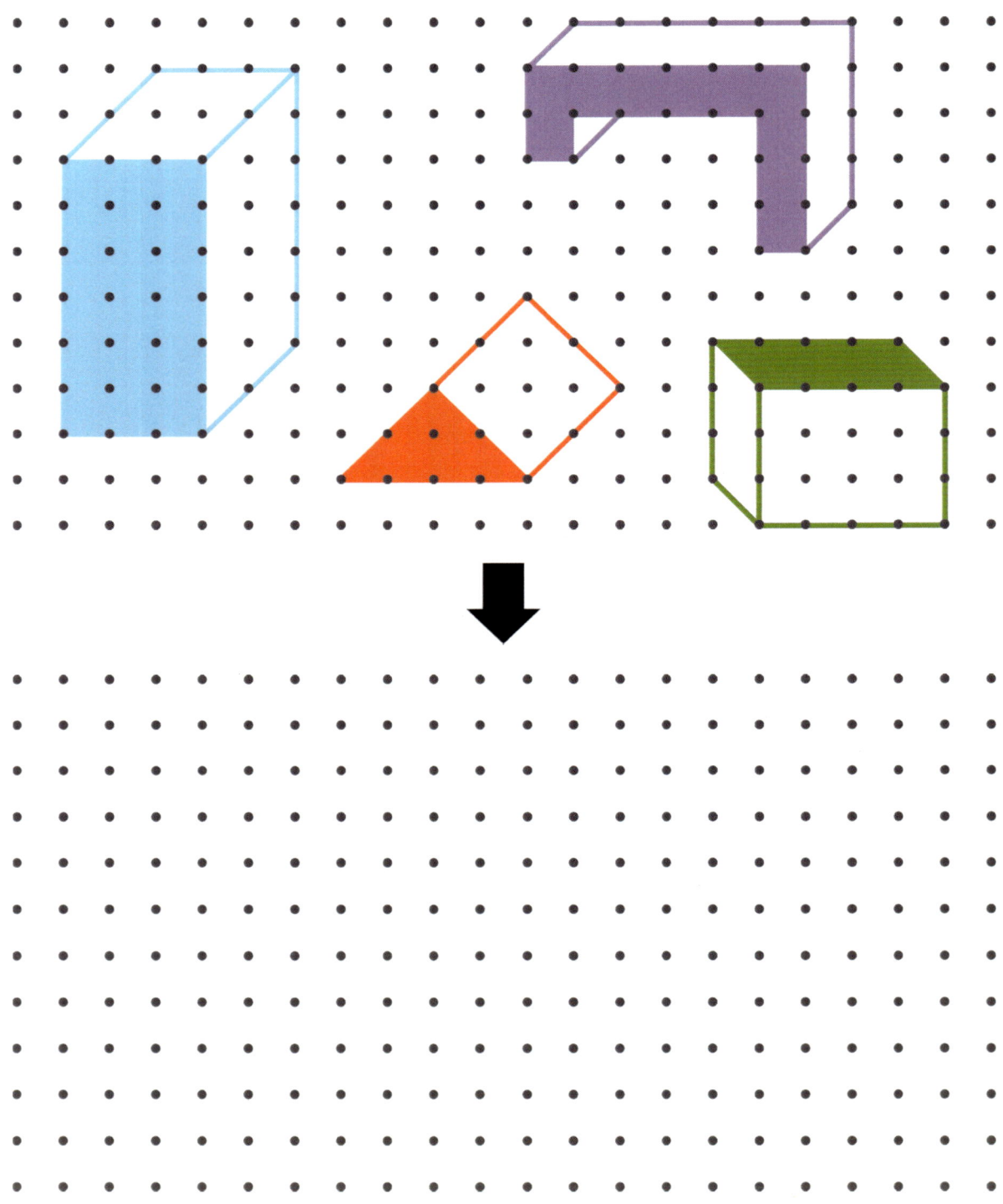

같은 금액 연결하기

같은 금액을 찾아 선으로 연결해 보세요.

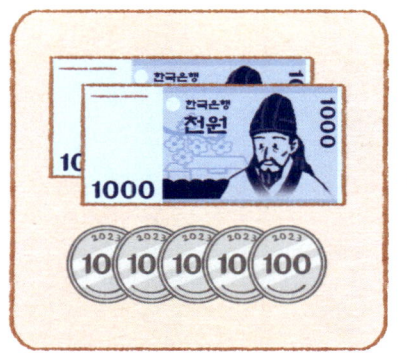 •   •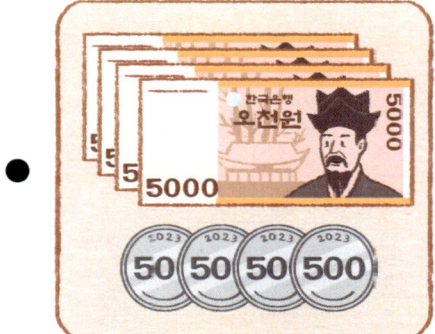

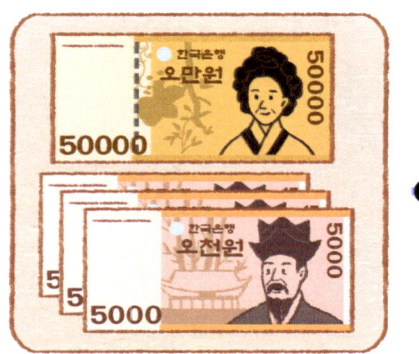 •   •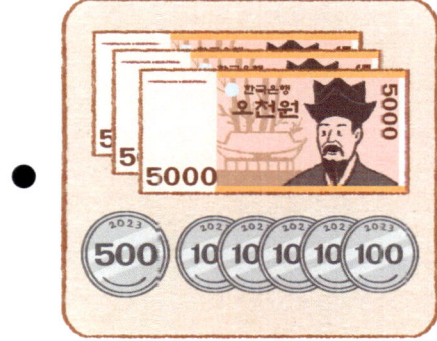

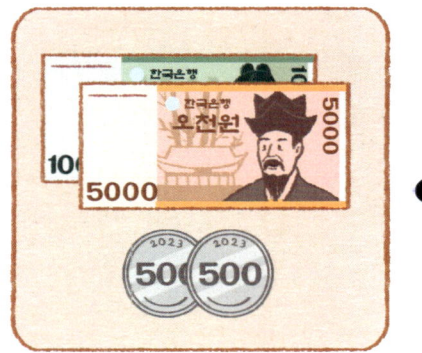 •   •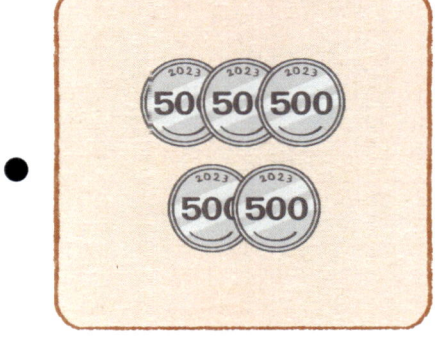

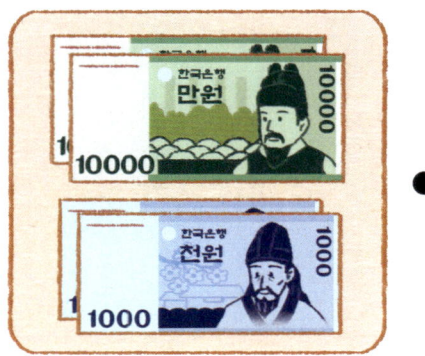 •   •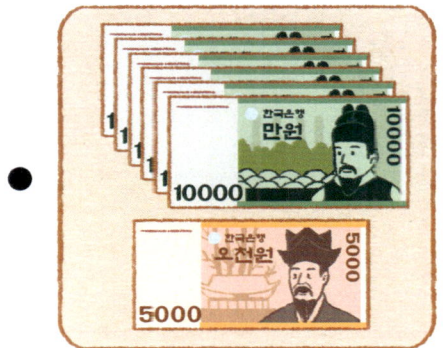

같은 색깔과 단어 찾기

색깔과 단어가 일치하는 단추를 모두 찾아 동그라미 해보세요.

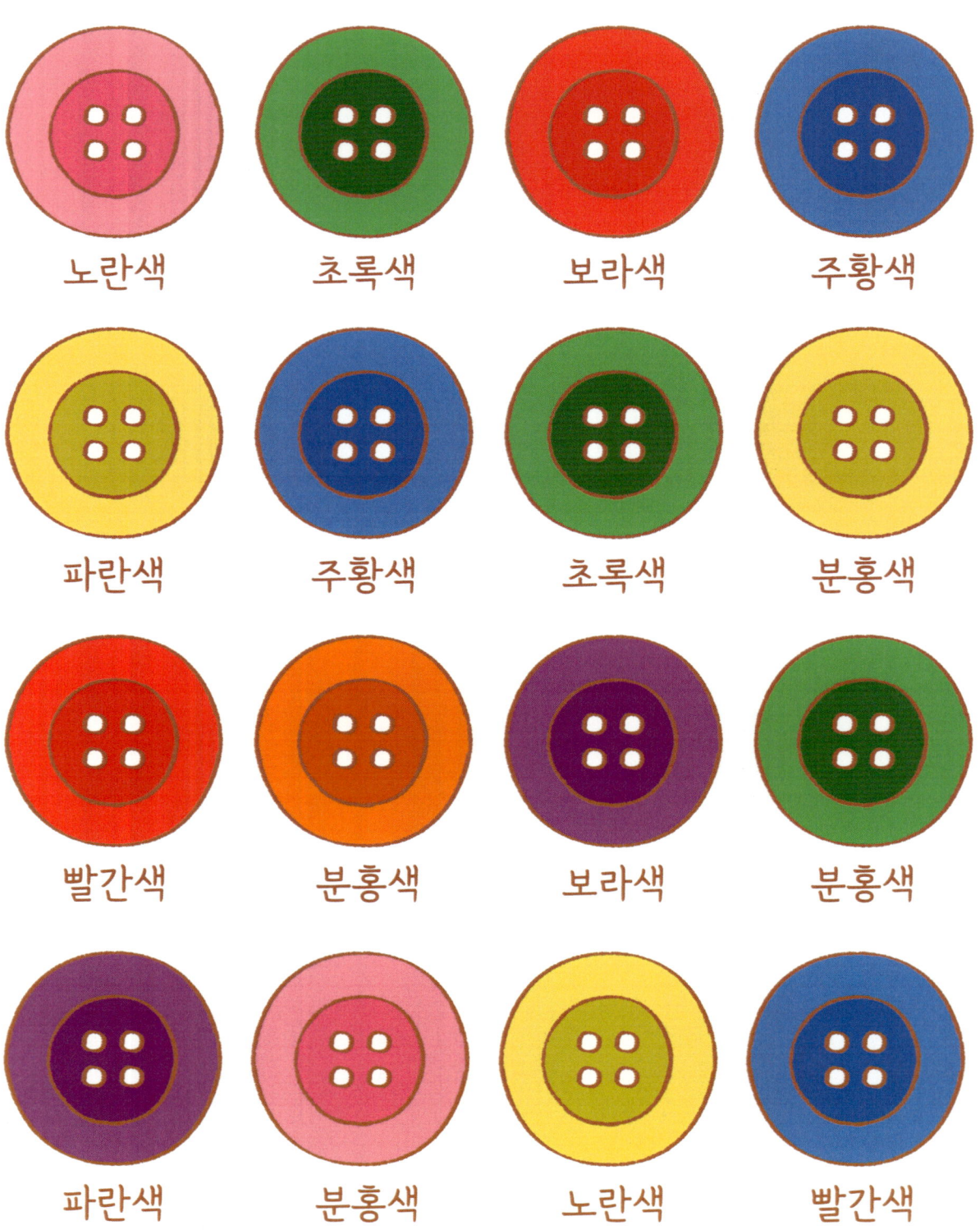

| 집중력 훈련 | 년   월   일   요일 |

알맞은 태극기 찾기

태극기가 바르게 그려진 그림을 찾아 동그라미하고 이름을 따라 써 보세요.

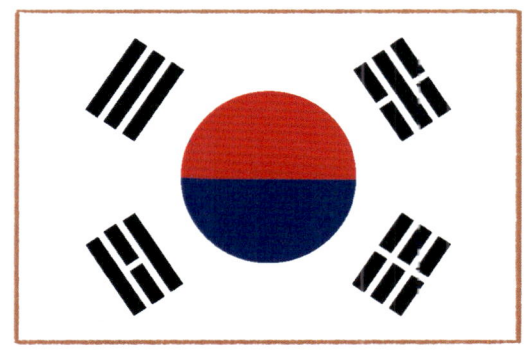 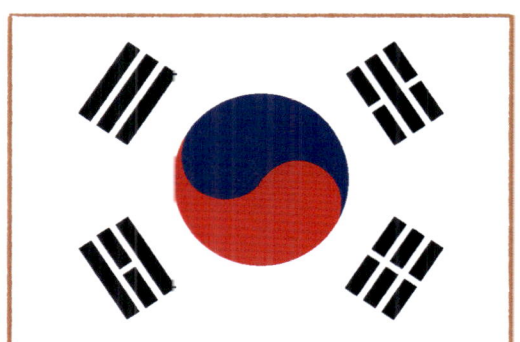

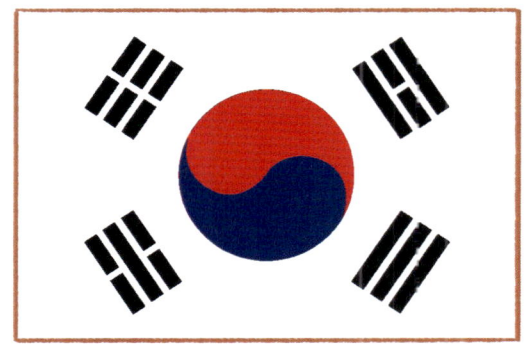 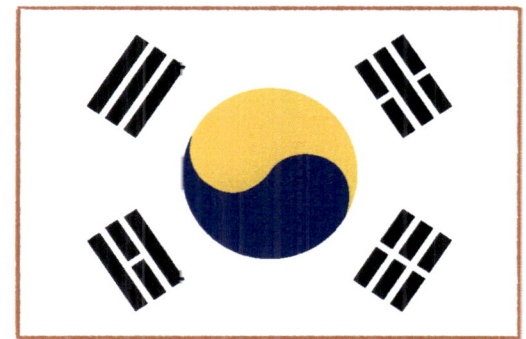

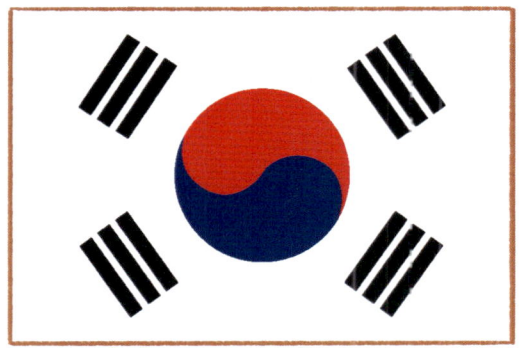 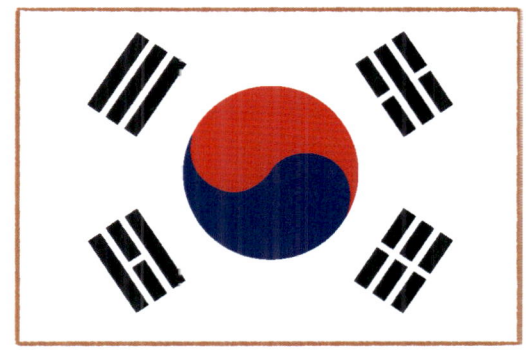

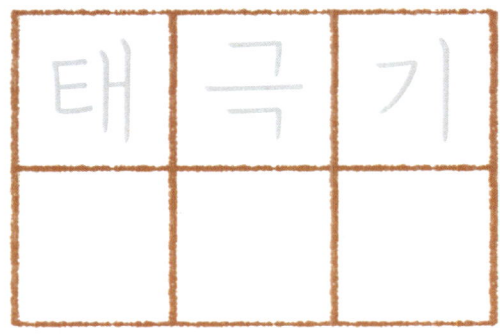

시지각력 훈련

태극기 그리기

예시를 참고하여 태극기를 완성해 보세요.

예시

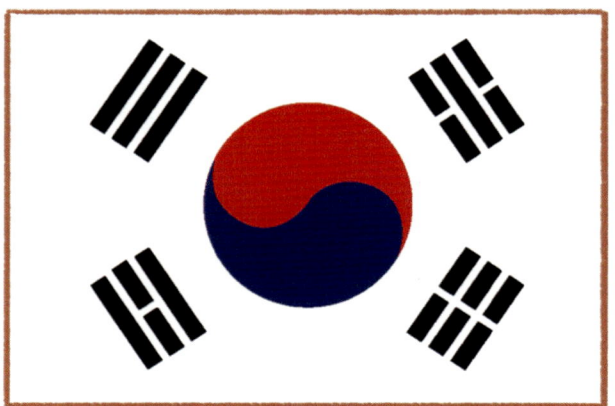

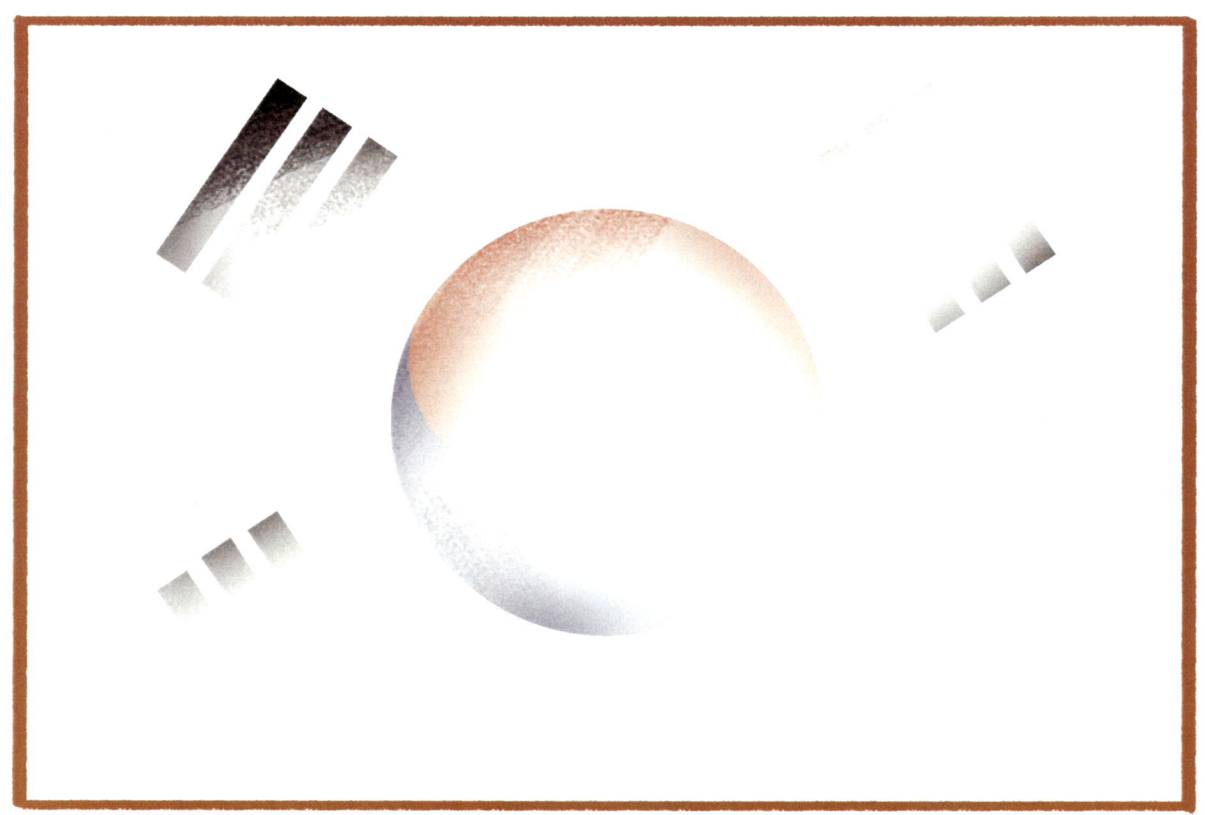

필요한 약 찾기

증상에 따라 필요한 약을 찾아 선으로 연결해 보세요.

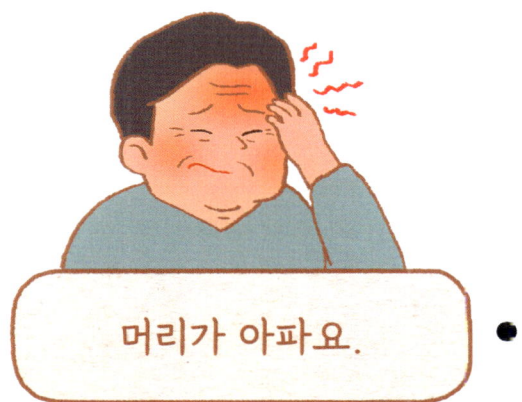

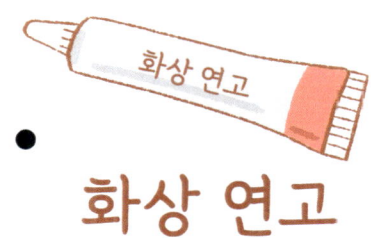

머리가 아파요.

화상 연고

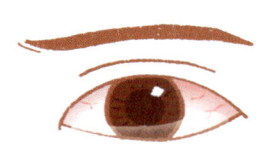

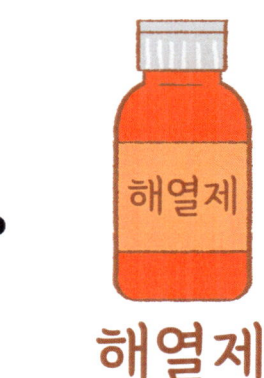

눈에 이물질이 들어와서 따가워요.

해열제

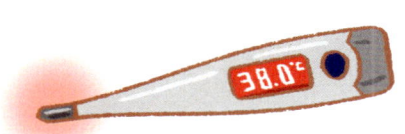

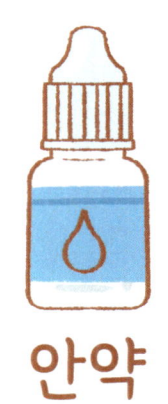

체온이 높아졌어요.

안약

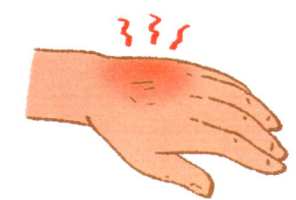

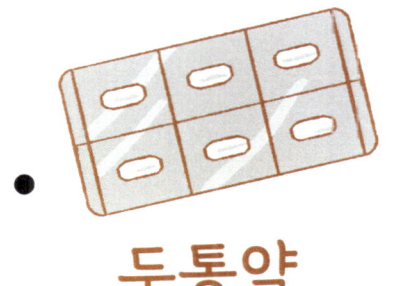

뜨거운 것에 데었어요.

두통약

가로세로 숫자 퍼즐

〈규칙〉을 참고하여 아래 숫자 퍼즐을 완성해 보세요.

〈규칙〉
1. 가로줄과 세로줄에 1부터 4까지의 숫자가 한 번씩 들어갑니다.
2. 4칸으로 이루어진 작은 네모 속에도 1부터 4까지의 숫자가 한 번씩 들어갑니다.

*예시

2	1	4	3
3	4	1	2
4	2	3	1
1	3	2	4

자음의 개수

다음 속담 속 자음 'ㅇ'의 개수를 세어보세요.

가랑비에 옷 젖는 줄 모른다 ___ 개

같은 값이면 다홍치마 ___ 개

고슴도치도 제 새끼가
제일 곱다고 한다 ___ 개

천 길 물속은 알아도
한 길 사람 속은 모른다 ___ 개

언어력 훈련

문장 완성하기

문장을 보고, 빈칸에 들어갈 알맞은 말을 골라보세요.

유정이는 친구와 즐거운 시간을 _____

① 했습니다.   ② 받습니다.
③ 바꿨습니다. ④ 보냈습니다.

풍선이 하늘 높이 _____

① 알려집니다. ② 이용합니다.
③ 날아갑니다. ④ 이루어집니다.

밥을 뜸 _____

① 먹이다. ② 보낸다.
③ 들이다. ④ 간다.

어제 일기

어제의 모습을 떠올리며, 어제의 일기를 적어봐요.

✽ 어제 날씨는 어땠나요?

✽ 어제 기분은 어땠나요? 나의 모습을 그려봐요.
😊 좋았어요.   😐 보통이었어요.   😔 우울했어요.
🙂 괜찮았어요.   😠 화났어요.   😢 슬펐어요.

✽ 어제는 어떤 음식을 먹었나요?

아침: _____

점심: _____

저녁: _____

간식: _____

가장 맛있었던 음식: _____

✽ 어제 어떤 사람을 만났는지 적어보세요.

_____

✽ 어제 어떤 곳에 갔는지 적어보세요.

_____

✽ 어제 무슨 일을 했는지 적어보세요.

_____

_____

정답

p.2
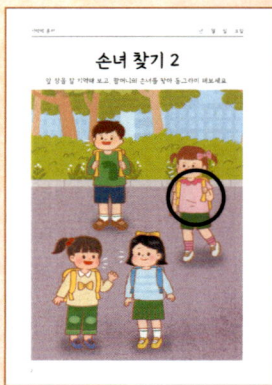

p.3
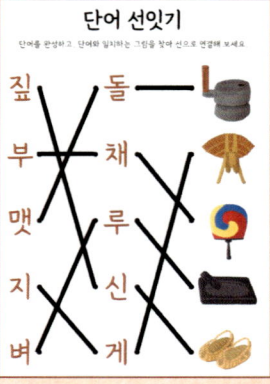

p.4
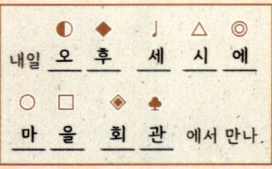

오후 세 시에 마을 회관

p.5
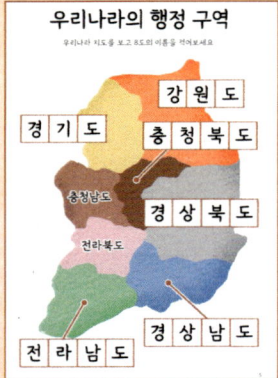

p.6
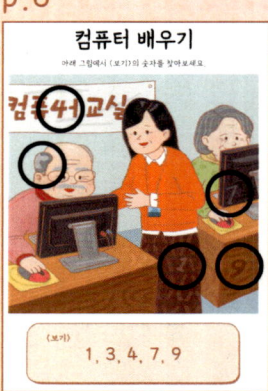

p.7
메뉴의 합계 금액이 22,000원이 되도록 다양하게 주문해 보세요.

예시)
짜장면(6,000)+볶음밥(7,500) +잡채밥(8,500)=22,000원

p.8
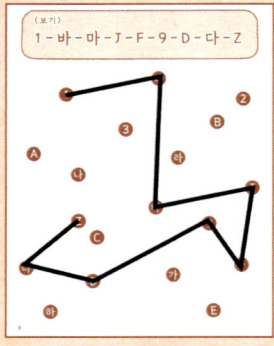

p.10
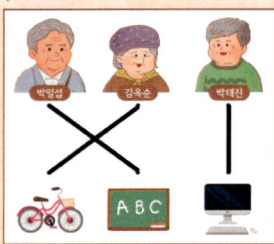

p.11
이사, 전화, 우유, 커피, 가방, 책상, 화분 등

p.12
여우, 나비, 개, 잠자리, 갈매기, 호랑이, 사슴벌레, 양, 토끼, 뱀, 낙타

- 포유류 : 여우, 개, 호랑이, 양, 토끼, 낙타
- 다리가 없는 동물 : 뱀

p.15
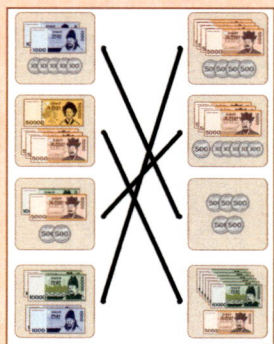

p.16
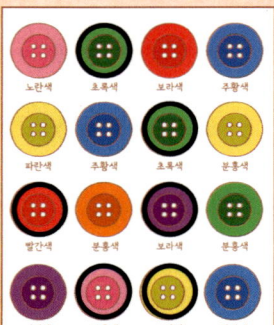

p.17
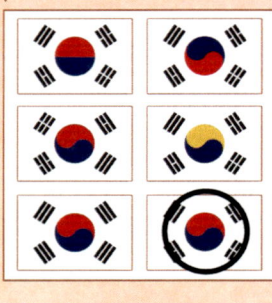

p.19
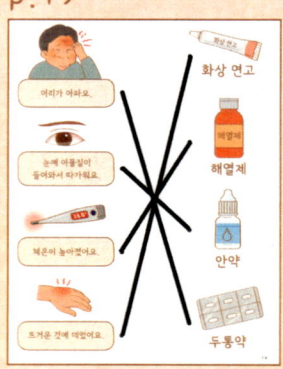

p.20
3	1	2	4		1	3	2	4
2	4	3	1		4	2	3	1
4	3	1	2		3	1	4	2
1	2	4	3		2	4	1	3

1	2	4	3		3	2	1	4
4	3	1	2		4	1	2	3
3	4	2	1		1	4	3	2
2	1	3	4		2	3	4	1

p.21
3개
3개
1개
4개

p.22
4. 보냈습니다.
3. 날아갑니다.
3. 들이다.

유아부터 성인까지, 시멘토 도서 시리즈로
창의력 팡팡! 두뇌개발 풀가동!

시멘토 시니어 틀린그림찾기 1~10편
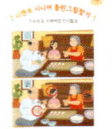 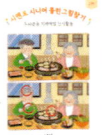 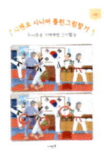

시멘토 시니어 미로 찾기 1~10편
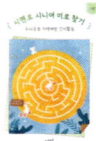 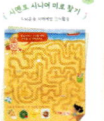 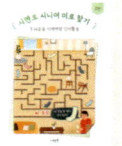

치매예방 인지활동 시멘토 워크북 1~20편
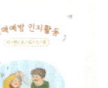 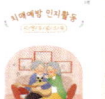 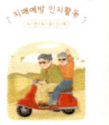

시멘토 시니어 컬러링북 1~20편
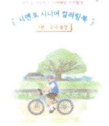  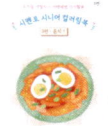

만화로 보는 시멘토 초등국어 속담 1~3편
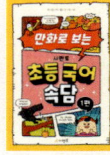 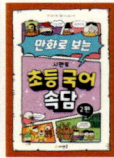 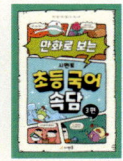

만화로 보는 시멘토 초등국어 고사성어·사자성어 1~3편
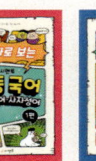 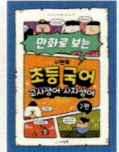 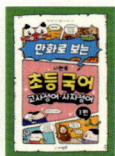

만화로 보는 시멘토 초등국어 어휘력 1~3편
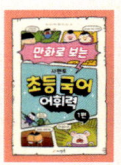 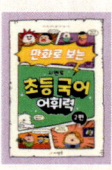 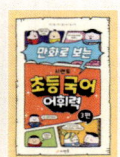

신나게 두뇌회전, 시멘토 종이접기 1~2편
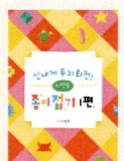 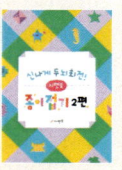

시멘토 똑똑하고 기발한 미로찾기 1~7편
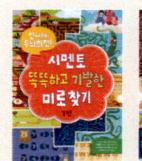 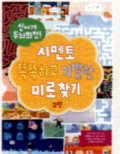 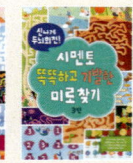

신나게 두뇌회전, 시멘토 숨은그림찾기 1~5편
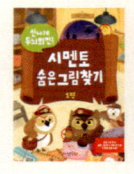 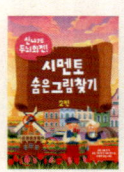 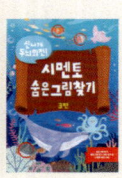

신나게 두뇌회전, 시멘토 틀린그림찾기 1~8편
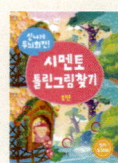 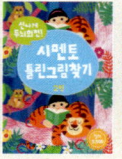 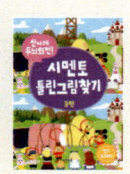

신나게 두뇌회전, 시멘토 미로찾기 1~7편
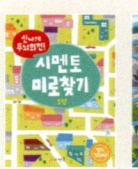 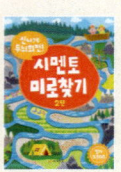 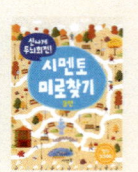

{ 시멘토의 도서 시리즈는 계속해서 출간 중! https://book.symentor.co.kr/ 홈페이지를 확인해 주세요. }

서명 치매예방 인지활동 시멘토 워크북 7편
구성 시멘토 교육연구소
발행처 시멘토 **발행인** 하태훈 **디자인** 시멘토 디자인연구소
본사 주소 서울시 구로구 고척로 228-11 | 서울시 구로구 중앙로13길 29
물류센터 주소 서울시 구로구 중앙로15길 29 지하 1층 B01호
이메일 helpdesk@symentor.co.kr **홈페이지** www.symentor.co.kr
구매문의 070-4246-5477 by@symentor.co.kr

ⓒ시멘토
ISBN 979-11-6408-119-6
본 도서의 콘텐츠는 저작권법에 의해 보호됩니다.
이 책에 실린 글과 그림의 무단 복제와 복사 행위를 금합니다.
잘못된 책은 구입하신 곳에서 바꾸어 드립니다.

printed in Korea

값 5,000원

ISBN 979-11-6408-119-6